Mauvais sucres, bons glucides

25 à 30 gr. / jour

Du même auteur :
100 Nouvelles recettes végétariennes, © 2003
Le petit guide des bons gras, © 2004

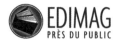

C.P. 325, Succursale Rosemont
Montréal (Québec), Canada H1X 3B8
Téléphone : (514) 522-2244
Télécopieur : (514) 522-6301
Courriel : pnadeau@edimag.com

Éditeur : Pierre Nadeau
Révision : Pascale Matuszek
Couverture et mise en page : Projet Bleu

Dépôt légal : quatrième trimestre 2005
Bibliothèque nationale du Québec
Bibliothèque nationale du Canada

© Édimag inc., 2005
Tous droits réservés pour tous pays
ISBN : 2-89542-170-6

Québec 🔲🔲   Canada

L'éditeur bénéficie du soutien de la Société de développement
des entreprises culturelles du Québec pour son programme
d'édition.

Nous reconnaissons l'aide financière du gouvernement du
Canada par l'entremise du Programme d'aide au développement de l'Industrie de l'édition (PADIÉ) pour nos activités
d'édition.

Marina Simoneau

Mauvais sucres, bons glucides

Apprenez à détecter
le sucre qui se cache
dans votre alimentation

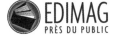

EDIMAG
PRÈS DU PUBLIC

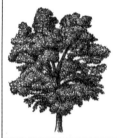

NE JETEZ JAMAIS UN LIVRE
La vie d'un livre commence à
partir du moment où un arbre
prend racine. Si vous ne désirez
plus conserver ce livre, donnez-le.
Il pourra ainsi prendre racine chez
un autre lecteur.

DISTRIBUTEURS EXCLUSIFS

Pour le Canada et les États-Unis
Les Messageries ADP
955, rue Amherst
Montréal (Québec) CANADA H2L 3K4

Téléphone : (514) 523-1182
Télécopieur : (514) 939-0406

Pour la Suisse
Transat Diffusion
Case Postale 3625
1 211 Genève 3 SUISSE

Téléphone : (41-22) 342-77-40
Télécopieur : (41-22) 343-46-46
Courriel : transat-diff@slatkine.com

Pour la France et la Belgique
Distribution du Nouveau Monde / DNM
30, rue Gay Lussac
75005 Paris FRANCE

Téléphone : (1) 43 54 49 02
Télécopieur : (1) 43 54 39 15
Courriel : liquebec@noos.fr

TABLES DES MATIÈRES

Chapitre 3

Chapitre 4

Chapitre 5

Chapitre 6

Chapitre 7

Chapitre 8

Conclusion

INTRODUCTION

Les glucides sont des éléments essentiels à la vie. Ils sont notamment responsables du bon fonctionnement du cerveau. Pourquoi alors veut-on tant s'en débarrasser? Pourquoi présente-t-on à grand renfort de publicité tous ces régimes à faible teneur en glucides? La réponse est simple : c'est que nous en consommons trop, et ceux que nous ingurgitons sont souvent dépourvus d'autres éléments nutritifs.

De là à se passer de glucides, il y a une limite à ne pas franchir. En fait, vous constaterez dans ces pages que les glucides sont omniprésents dans l'alimentation. Si on ne peut pas s'en passer, on peut toutefois choisir des aliments qui en contiennent moins et qui fournissent également les autres éléments nutritifs essentiels à une bonne santé. Voilà l'objectif que nous visons.

C'est d'ailleurs pour cette raison que nous avons indiqué, pour une quantité donnée d'un aliment, sa teneur en protéines et fibres alimentaires et en gras (lipides). En effet, il faut savoir par exemple que les légumineuses, un aliment riche en glucides, renferment très peu de gras, ce qui en fait un substitut idéal aux viandes. Par contre, ajouter des légumineuses à du riz, également riche en glucides, n'est pas la meilleure des solutions. Selon la même logique, il n'est pas très bon de servir dans un même plat les rares légumes riches en glucides, comme les pommes de terre, les betteraves et les carottes.

Dans le premier chapitre, nous vous proposons donc une définition des glucides, puis le deuxième chapitre vous dresse la liste des sucres que nous consommons. Il est en effet important de savoir que le sucre est une source de glucides à éviter : comme nous avons tous les glucides nécessaires dans notre alimentation, il n'est pas utile d'en rajouter en nous sucrant le bec!

Les chapitres suivants vous indiqueront la quantité de glucides que renferment plusieurs aliments. Enfin, la dernière partie de ce petit livre vous donne des trucs pour éviter une trop grande consommation de glucides (qui sont alors stockés dans l'organisme sous forme de graisse). À la fin de cet ouvrage, nous vous permettons également d'ajouter vos propres informations nutritionnelles.

Et n'oubliez pas que, pour bien se nourrir, il faut d'abord savoir ce qui se cache dans les aliments.

. . . .

CHAPITRE 1

· · · · ·

Les glucides, qu'est-ce que c'est ?

Les glucides étaient autrefois appelés sucres ou hydrates de carbone. Il s'agit d'une substance naturelle ou artificielle, composée de carbone, d'hydrogène et d'oxygène, qui constitue une source importante d'énergie pour les organismes vivants. Les glucides sont directement utilisables (sous forme de glucose) ou mis en réserve (sous forme de glycogène ou d'amidon), car ils entrent dans la constitution de molécules structurales fondamentales.

On retient donc de cette définition que les glucides sont essentiels à la vie, et donc à l'être humain. Il serait par conséquent erroné de croire qu'on sera plus en santé si on les élimine tous ! Il faut donc agir avec beaucoup de circonspection en ce sens et choisir des aliments qui procurent à l'organisme des glucides à libération lente, qui lui offrent de l'énergie pendant une longue période.

Par exemple, le cerveau utilise à lui seul 70 % du glucose disponible ! Il est donc important de s'assurer qu'il soit nourri sur de longues périodes et pas seulement juste après l'absorption de sucres rapides. En fait, les glucides représentent la seule forme d'énergie utilisable par le cerveau !

Comment fonctionnent-ils et que font-ils ?

L'organisme transforme les glucides en glucose et les absorbe lorsqu'ils passent dans l'intestin grêle. Ces deux actions sont essentielles au bon fonctionnement de nos organes.

Les glucides constituent la principale source d'énergie utilisée par le corps. C'est en quelque sorte notre carburant ! Ils permettent une meilleure utilisation des gras, aident au bon fonctionnement du foie et des glandes, favorisent l'absorption des protéines et, en compagnie des fibres alimentaires, facilitent l'élimination par leur effet favorable sur la flore intestinale. Toutes ces actions sont cependant déséquilibrées lorsque l'organisme reçoit un surplus de glucides.

Une consommation réfléchie de glucides vous donnera un système immunitaire fort et des idées plus claires tout en vous faisant éprouver moins de fatigue. Et c'est l'inverse qui peut se produire si vous en mangez trop et que vos habitudes alimentaires vous conduisent à l'hypoglycémie.

L'hypoglycémie

Lorsqu'on consomme des glucides, le corps les assimile par l'action du pancréas, qui sécrète de l'insuline. Trop de glucides ? Le pancréas sécrète plus d'insuline. Par contre, le pancréas ne fait pas la différence entre trop de glucides et une petite quantité de glucides qui fait son entrée rapidement dans le sang, ce qui se produit avec les glucides dits « rapides ».

L'insuline sert à régulariser le taux de glucose sanguin. Or, si on avale une petite quantité de glucides à libération rapide, le pancréas sécrète trop d'insuline et fait chuter le taux de glucose. Il s'ensuit de l'hypoglycémie, un mal qui peut être à l'origine du diabète. Parmi les autres conséquences de l'hypoglycémie, on retrouve les douleurs inflammatoires, la prise de poids, une résistance moindre au stress, une carence en vitamines et en minéraux, un système nerveux fatigué et un système immunitaire affaibli.

L'index glycémique

Lorsque l'index glycémique est élevé, cela signifie que les sucres pénètrent très rapidement dans le sang, car ils sont dépourvus d'éléments (des fibres surtout) qui forceraient le corps à exercer un travail de digestion plus intense. Les aliments à index glycémique élevé sont souvent des aliments raffinés, dont les sucres passent directement ou presque dans le sang. En voici quelques-uns :

- Alcool
- Sucre et édulcorants
- Riz blanc et riz instantané
- Pain blanc, farine blanche
- Pommes de terre
- Boissons gazeuses et jus
- Confiture
- Céréales commerciales

Voici maintenant quelques aliments à index glycémique bas :

- Pain intégral ou fait de farine entière
- Avoine entière
- Riz brun et sauvage
- Vermicelles de riz et riz à sushis
- Légumineuses
- Noix et graines
- Légumes (sauf les betteraves)
- Fruits (sauf les ananas et les melons)
- Pâtes à base de céréales entières
- Quinoa, sarrasin
- Patates douces

Véritables coupe-faim

Il existe aujourd'hui des produits qui prétendent enlever la sensation d'avoir faim, que plusieurs redoutent car ils se tournent alors vers les barres de chocolat. Pourtant, inutile d'aller à la pharmacie pour tenter de se débarrasser de cette attirance pour les sucres, pleins de calories vides.

En fait, les meilleures sources de glucides sont les céréales entières, les légumes-racines, les légumineuses et les fruits. Ajoutez-y quelques noix pour les protéines, et vous avez un véritable coupe-faim santé! D'autres coupe-faim, comme le chocolat et même le café, entraînent une stimulation trop importante du pancréas et un danger d'hypoglycémie.

Notons par ailleurs que les bonbons, sucreries et desserts de toutes sortes sont fabriqués avec des sucres raffinés et des matières grasses. Leur consommation excessive entraîne des troubles de santé et favorise la prise de poids.

Pourquoi sont-ils néfastes?

On le sait : il est néfaste de consommer des glucides en trop grande quantité par rapport à nos besoins. La raison est simple : le corps transforme l'excès de glucides en graisse qu'il met en réserve dans les tissus adipeux, dont le ventre et les cuisses. Cette situation a un impact néfaste sur tous nos organes et nos glandes.

À moyen ou à long terme, s'il n'y a pas de changements dans notre alimentation et notre hygiène de vie, cela peut entraîner des problèmes de santé : surplus pondéral, voire obésité, hypertension, maladies cardiovasculaires, problèmes articulaires (en raison d'une pression excessive sur les articulations), diabète de type 2 (non insulinodépendant, soit la forme de diabète qui touche 85 à 90 % des diabétiques et qui peut se corriger avec une alimentation adéquate), hypoglycémie, etc.

De plus, le sucre, tout comme le café, est un excitant, et consommé en excès, il peut vous empêcher de bien dormir ou d'avoir un sommeil réparateur.

Quels sont nos besoins quotidiens?

Le problème, avec les glucides, ce n'est pas d'en manger; c'est d'en manger trop! Toutes les parties de notre corps ont en effet besoin de sucre pour fonctionner. En particulier, notre cerveau, qui se sert des sucres pour activer ses connexions.

Nos besoins quotidiens en sucre représentent de 50 à 55 % de l'apport énergétique total. Cela équivaut à environ 250 à 300 g de sucre par jour. Mais attention : n'avalez pas tout de suite vos carrés de sucre! Les sucres sont présents dans presque tout ce que nous mangeons : les fruits en contiennent, les légumes aussi, comme les aliments transformés, le pain et les céréales, les pâtes, les boissons et les desserts. C'est pourquoi les glucides provenant du sucre et des produits sucrés ne devraient jamais dépasser 10 % de notre apport total, soit de 25 à

30 g par jour. Sachez à cet effet qu'un verre de 8 oz (250 ml) de boisson gazeuse sucrée contient 27 g de sucre!

Le danger du fast-food

Les aliments servis dans les fast-food sont très riches en gras et en sucres, une combinaison extrêmement exigeante pour le corps humain. Par exemple, un simple hamburger au fromage contient 32 g de glucides et 15 g de lipides. Ajoutez-y une petite portion de frites (40 g de glucides et 20 g de gras) et une boisson gazeuse de 8 oz (27 g de sucre), soit la moitié d'un format couramment offert, et vous obtenez, en un seul minuscule repas, environ 100 g de sucre et 35 g de gras. Et ce n'est pas tout, car les gens rajoutent souvent beaucoup de ketchup (4 g de glucides par cuillerée à soupe!). Un chausson avec ça?

Ainsi, avec un repas qui peut paraître très léger, on couvre la moitié de nos besoins alimentaires pour une journée entière. Et on n'a mangé ni fruits ni légumes; de plus, ce genre de menu ne contient pas assez de protéines pour un seul repas, ni de vitamines et de minéraux en quantités suffisantes, et les fibres alimentaires en sont quasi absentes…

Bref, le fast-food, c'est du gras, du sucre et beaucoup de calories. Et surtout, un tel repas ne vous permet pas de tenir une journée entière. Il vous faudra donc aller chercher vos éléments nutritifs essentiels à d'autres repas. Il est donc facile de dépasser largement la quantité de calories nécessaires par jour, estimée à entre 1 800 et 2 700.

Trois catégories de sucres

C'est clair : nous avons absolument besoin de glucides pour vivre ! Ce dont nous n'avons pas besoin, du moins pas autant que ce que nous consommons, c'est de glucides simples à libération rapide. Nous devons en revanche manger des aliments contenant des sucres complexes, qui nous rassasient pendant longtemps.

Les sucres simples

Les sucres simples, ou monosaccharides, regroupent le glucose, le fructose et le galactose. On les retrouve dans les fruits, les légumes et le miel. Le miel a l'avantage de ne pas être un concentré d'un produit, comme le sucre, qui est un concentré de la canne à sucre. Il faut noter que, sans l'action des fibres alimentaires, le fructose extrait et vendu pour suppléer au sucre blanc n'aura pas les mêmes avantages sur notre organisme qu'un fruit ou un légume.

Les sucres doubles

Les sucres doubles, ou disaccharides, comprennent le sucrose (ou saccharose), le lactose et le maltose. Ils proviennent de la canne et de la betterave à sucre, des sirops, de la mélasse, du lait et du malt. Ils se présentent souvent sous forme de sucres raffinés : il faut 6 m de canne à sucre pour produire 30 ml de sucre raffiné et de grandes quantités d'eau d'érable pour fabriquer quelques gouttes de sirop d'érable. Les sucres doubles contiennent peu ou pas d'éléments nutritifs comme des fibres, des vitamines et des minéraux. Ils deviennent donc des calories vides et sont à éviter. Pourtant, c'est le type de sucres qui se retrouvent en très grande quantité dans une foule de préparations commerciales et dans les sucriers.

Les sucres complexes

Les sucres complexes, ou polysaccharides, sont dans l'amidon des céréales entières, dans les légumes-racines, dans les légumineuses et dans la dextrine des farines et des grains grillés. L'organisme les assimile lentement, ce qui fait qu'ils font peu varier la glycémie, soit la concentration de glucose mesurée dans le sang. Il s'agit donc d'une bonne source d'énergie d'autant plus que ces sucres sont alliés à des fibres alimentaires qui leur confèrent des propriétés bénéfiques.

À propos de nos listes

Nous devons faire une mise en garde à propos de ce qui suit : les sucres présents dans les fruits, les légumes et les céréales sont de bons sucres. Il ne faut pas les éliminer, au contraire. Cependant, il faut faire attention à tous les produits transformés, auxquels on a souvent ajouté du sucre afin de leur donner du goût, même lorsqu'on leur accole les adjectifs « légers » ou « faibles en gras ».

Dans les listes suivantes, vous trouverez des références pour 25 g, 50 g, 100 g ou 200 g (250 ml pour les liquides) de chaque aliment inscrit. La mesure a ainsi été uniformisée pour faciliter les comparaisons. N'hésitez pas à ajouter vos propres renseignements, notamment en ce qui concerne la valeur nutritive de vos plats préférés ou des aliments que vous mangez le plus souvent. Vous trouverez des pages de notes à la toute fin de ce livre pour y mettre vos annotations.

· ·

CHAPITRE 2
· · · · ·

Quels sont nos sucres?

Qu'on l'appelle saccharose ou sucrose, le sucre fait partie de la grande famille des glucides. Et comme il est l'additif le plus utilisé dans les aliments industriels, il se retrouve à peu près partout et sous toutes sortes d'appellations. Comment faire pour repérer les sucres dans une liste d'ingrédients? Pour ne rien manquer, sachez que les mots en « ose » indiquent des sucres : fructose, sucrose, saccharose, lactose, maltose, xylose, glucose, galactose, mannose, etc. Mais il existe aussi d'autres sucres, comme la mélasse et la cassonade. Voyons cela de plus près…

Aspartame

Cet édulcorant de synthèse a un pouvoir sucrant 200 fois supérieur à celui du sucre, sans les calories. Il faut cependant s'en servir avec parcimonie, car il n'enlève pas les rages de sucre chez ceux qui aiment se gâter. Ces personnes garderont en mémoire qu'elles ont besoin de sucre et se rabattront facilement sur des produits sucrés et hautement calorifiques. De plus, sans que cela soit scientifiquement prouvé, il persiste des doutes quant aux effets à long terme d'une importante consommation d'aspartame sur la santé. Comme les autres édulcorants, l'aspartame peut contribuer à l'hypoglycémie, car il déclenche la sécrétion d'insuline par le pancréas : cette insuline n'ayant pas vraiment de matière sur laquelle agir, elle fait alors chuter soudainement le taux de sucre dans l'organisme.

Cassonade

La cassonade est le sucre brut issu du jus de la canne à sucre. Celle qu'on nous propose sur le marché est d'ordinaire un sucre raffiné, et donc blanc, auquel on a ajouté de la mélasse afin de lui donner un certain goût et une apparence de sucre non raffiné. Plus il est foncé, plus il contient de la mélasse. Parfois, il renferme aussi saveur et couleur artificielles. La cassonade contient beaucoup de calories mais aussi un peu de fer, de calcium, de potassium et de vitamines du groupe B. Ces éléments proviennent en fait de la mélasse qu'on y a ajoutée.

Dextrose

Le dextrose est un édulcorant nutritif, purifié et cristallisé, fabriqué à partir du maïs. Sa présence dans une liste d'ingrédients indique que du sucre a été ajouté à un aliment en plus des autres formes de sucres et des calories naturellement présentes dans cet aliment. Dans un régime pauvre en glucides, il est important de détecter sa présence et de l'éviter.

Mannitol

Le sucre de manne est un polyalcool obtenu par hydrogénation du mannose, que l'on rencontre dans de nombreux végétaux, notamment dans la manne du frêne. Comme tous les « sucres alcools », le mannitol apporte de 2 à 3 calories par gramme et peut provoquer des ballonnements ou des diarrhées si on en consomme beaucoup.

Mélasse

La mélasse est un résidu du raffinage du sucre. Sa couleur et sa texture varient selon la méthode utilisée et le nombre d'extractions effectuées. La mélasse noire ou « black strap », par exemple, provient de la troisième et dernière extraction. Elle est de couleur foncée, de saveur prononcée et est la moins sucrée. Elle contient des éléments nutritifs comme le fer, le calcium, le zinc, le cuivre et le chrome. Elle contient environ 50 % de sucrose. La mélasse de fantaisie est plus sucrée, mais elle contient aussi beaucoup moins d'éléments nutritifs. Malgré les apparences, la mélasse, quelle qu'elle soit, demeure un sucre rapide, et donc dommageable pour l'organisme.

Miel

L'être humain utilise le miel comme édulcorant depuis des générations. Le miel contient de 75 à 80 % de glucides, dont du saccharose, du glucose, du fructose et du maltose. On y trouve aussi de faibles quantités de minéraux (phosphore, potassium, calcium), ainsi que des traces de vitamines. Comme il n'est pas le produit d'une concentration comme le sucre ou le sirop d'érable, il n'est pas transformé et peut servir pour remplacer le sucre blanc en cuisine. Le miel ne devrait cependant jamais faire partie de l'alimentation d'un enfant de moins de deux ans, car il possède une bactérie responsable du développement du botulisme, une maladie aux conséquences aussi diverses que graves.

Saccharose

On appelle aussi sucrose cet édulcorant extrait de la canne ou de la betterave à sucre dont le pouvoir énergétique est élevé. C'est le sucre blanc, dans toute sa simplicité !

Sirop d'érable

Ce liquide sirupeux obtenu par la réduction de la sève de certaines espèces d'érables contient jusqu'à 60 % de sucrose. Le sirop d'érable renferme quelques minéraux, comme le calcium, le fer, le cuivre, le phosphore et le sodium. Il contiendrait aussi des antioxydants, un peu comme le vin rouge ! Mais attention : après un certain temps, la trace de ces antioxydants, bénéfiques notamment pour la santé cardiaque, disparaît.

Sirop de maïs

Il s'agit d'un produit hautement raffiné, qui se compose de dextrine, de maltose et de dextrose obtenu par hydrolyse de la fécule de maïs. Il contient plus de glucides et donc de calories que le sirop d'érable.

Sorbitol

Présent dans différents fruits (baies du sorbier, abricots, prunes, cerises, pommes), il remplace le sucre dans les aliments pour diabétiques (son pouvoir sucrant est de l'ordre de 60 % de celui du sucre). Il est utilisé comme agent humidifiant, notamment pour améliorer la texture des aliments.

Stévia

Le stévia se présente en poudre ou en liquide et est le produit de l'extraction de la feuille d'une plante de la famille du chrysanthème. Le stévia n'est pas un glucide, car il ne contient ni sucrose, ni fructose, ni d'autres formes de glucides. Mais il a un pouvoir sucrant de 10 à 15 fois supérieur au sucre de table. Une infime quantité, soit environ 2,5 ml de stévia, équivaut à 250 ml (1 tasse) de sucre blanc. Comme ce n'est pas un glucide, les personnes qui ont des problèmes avec leur glycémie peuvent l'utiliser. Toutefois, l'inconvénient du stévia, c'est qu'il « goûte » le sucre. Il entretient donc le besoin de manger sucré. Si vous désirez en acheter, sachez que sa couleur naturelle est le vert. Un produit blanc et raffiné, donc à proscrire, a fait son apparition sur le marché.

Sucres artificiels

L'aspartame et tous les édulcorants de synthèse contiennent peu de calories, mais ils n'éliminent pas le besoin de manger des choses sucrées. Au contraire, dans certains cas, ils amplifieraient ce désir! Des recherches semblent aussi montrer que ces produits peuvent être à l'origine de problèmes de santé, comme la fibromyalgie, les acouphènes, les douleurs articulaires et les troubles de comportement.

Sucre blanc

Le sucre blanc est un amalgame de cristaux de sucre obtenus par raffinage. Il est blanchi par un long processus de lavage à l'aide de chaux ou d'acide phosphorique, puis de filtration à travers du charbon. Il contient 99,9 % de sucrose.

Sucre brut

C'est le sucre provenant de la betterave ou de la canne à sucre. Il a subi moins de raffinage que le sucre blanc, ce qui est sa seule différence avec lui. Il contient, tout comme le sucre blanc, de 96 à 99 % de sucrose.

Sucre glace

C'est du sucre blanc pulvérisé auquel on ajoute de la fécule de maïs pour l'empêcher de former des grumeaux. On s'en sert surtout pour les desserts.

Sucre turbinado

Ce sucre a subi toutes les étapes de raffinage du sucre blanc sauf la dernière filtration. Il contient autour de 95 % de sucrose.

Quantité de glucides selon le type de sucre

Aliment	Quantité (ml)	Calories	Protéines (g)	Glucides (g)	Fibres alimentaires (g)	Lipides (g)
Cassonade	15	35	0	9	0	0
Cassonade	250	874	0	226	0	0
Mélasse	15	55	0	14	N/D	tr
Mélasse noire	15	49	0	13	N/D	0
Miel	15	65	tr	18	0	0
Sirop d'érable	15	52	0	13	N/D	tr
Sirop de chocolat, consistance claire	15	41	tr	11	N/D	tr
Sirop de chocolat, consistance épaisse	15	75	1	13	N/D	3

Aliment	Quantité (ml)	Calories	Protéines (g)	Glucides (g)	Fibres alimentaires (g)	Lipides (g)
Sirop de maïs	15	58	0	16	N/D	0
Sirop de table	15	57	0	15	N/D	0
Sucre glace	250	493	0	126	0	tr
Sucre raffiné	15	49	0	13	0	0
Sucre raffiné	250	818	0	211	0	0

. . . .

CHAPITRE 3

·····

Les glucides dans les fruits et les légumes

Le Guide alimentaire canadien recommande de manger de 5 à 10 portions de fruits et de légumes chaque jour. En fait, aucun régime alimentaire sérieux ne peut limiter la consommation de fruits et de légumes. Les fruits et les légumes apportent beaucoup de fibres alimentaires, ce dont le corps a justement besoin pour transformer les sucres en énergie utilisable. Ils sont le garant d'une saine et efficace digestion.

En fait, peu importe la quantité de fruits et de légumes qu'on mangera par jour, ce sera toujours mieux que d'avaler un sac de croustilles ou des litres de crème glacée!

Il faut par contre faire attention aux jus de fruits et de légumes, dont les sucres sont plus concentrés et les fibres moins présentes. Les fruits séchés, comme les pruneaux et les abricots, ont aussi une grande concentration de fibres et de sucres. En manger trop aura des conséquences, surtout sur la fréquentation du petit coin…

Fruits et légumes peu ou pas transformés

Retenez que les fruits et les légumes sont toujours meilleurs frais. En conserve, ils ont à peu près la même teneur en glucides s'ils sont dans leur jus. Par contre, lorsqu'on les conserve dans un sirop, les glucides augmentent en flèche. Il faut aussi noter qu'il y a moins de fibres alimentaires dans les fruits et légumes des conserves, car on a souvent enlevé leur peau.

Aliment	Quantité (g)	Calories	Protéines (g)	Glucides (g)	Fibres alimentaires (g)	Lipides (g)
Abricots	100	48	1	11	2	tr
Abricots en conserve	100	63	1	16	1	tr
Abricots séchés, non cuits	100	235	3	60	8	tr
Ail frais	10 (3 gousses)	13	tr	3	tr	tr

Aliment	Quantité (g)	Calories	Protéines (g)	Glucides (g)	Fibres alimentaires (g)	Lipides (g)
Ananas	100	49	tr	12	1	tr
Artichaut bouilli	100	50	3	11	4	tr
Asperges bouillies	100	24	3	4	1	tr
Aubergine bouillie	100	28	1	7	3	tr
Avocat de Californie	100	177	2	7	N/D	17
Avocat de Floride	100	112	1	9	N/D	9
Banane	100	91	1	26	2	1
Betteraves bouillies	100	44	2	10	2	tr
Betteraves marinées	100	65	1	17	2	tr
Bleuets	100	56	1	14	3	tr
Brocoli bouilli	100	28	3	5	2	tr

Aliment	Quantité (g)	Calories	Protéines (g)	Glucides (g)	Fibres alimentaires (g)	Lipides (g)
Canneberges crues	100	50	tr	12	4	tr
Cantaloup	100	35	1	8	1	tr
Carottes crues	100	38	1	8	N/D	1
Céleri cru	100	15	tr	3	2	tr
Cerises	100	72	2	16	1	1
Champignons crus	100	25	2	5	1	tr
Chou cavalier bouilli	100	26	1	6	1	tr
Chou chinois bouilli	100	12	1	2	2	tr
Chou cru	100	24	1	5	2	tr
Chou vert frisé bouilli	100	32	1	6	2	tr
Choucroute en conserve	100	19	1	4	2	tr
Chou-fleur cru	100	25	2	5	2	tr

Aliment	Quantité (g)	Calories	Protéines (g)	Glucides (g)	Fibres alimentaires (g)	Lipides (g)
Choux de Bruxelles bouillis	100	39	2	8	4	tr
Citron	100	29	2	9	2	tr
Citron, zeste frais	10	7	tr	2	1	tr
Cœurs de palmiers	100	28	2	5	2	1
Compote de pommes non sucrée	100	43	tr	12	1	tr
Concombre pelé	100	13	1	3	tr	tr
Coriandre fraîche	100	20	3	3	N/D	tr
Cornichon à l'aneth	100	18	tr	5	1	tr
Cornichon, sucré	100	117	tr	31	1	tr

Aliment	Quantité (g)	Calories	Protéines (g)	Glucides (g)	Fibres alimentaires (g)	Lipides (g)
Courge d'été bouillie	100	20	1	4	2	tr
Courge d'hiver cuite	100	39	1	8	2	1
Courgette, crue	100	14	1	3	2	tr
Crosses de fougère bouillies (têtes de violon)	100	20	2	3	2	tr
Dattes séchées	100	275	2	73	9	tr
Endive crue	100	17	tr	4	N/D	tr
Épinards crus	100	22	3	3	3	tr
Figues crues	100	74	tr	20	3	tr
Figues séchées	100	255	3	65	9	1
Fraises	100	30	tr	7	2	tr
Framboises	100	49	2	12	5	tr

Aliment	Quantité (g)	Calories	Protéines (g)	Glucides (g)	Fibres alimentaires (g)	Lipides (g)
Haricots (verts, jaunes, italiens) bouillis	100	35	2	8	2	tr
Haricots de Lima bouillis	100	122	7	23	5	tr
Haricots mungo germés, sautés	100	50	5	11	N/D	tr
Kiwi	100	61	1	14	3	tr
Laitue	100	14 à 19	1 à 2	2 à 3	1 à 2	tr
Lime	100	30	tr	10	2	tr
Luzerne	100	29	6	6	3	tr
Macédoine en conserve	100	47	2	9	N/D	tr
Maïs en crème	100	72	1	19	1	1
Maïs sucré bouilli	100	108	3	25	4	2

Aliment	Quantité (g)	Calories	Protéines (g)	Glucides (g)	Fibres alimentaires (g)	Lipides (g)
Maïs sucré en conserve	100	79	3	20	2	1
Mandarines en conserve	100	61	1	17	Tr	tr
Mangue	100	65	Tr	17	2	tr
Melon d'eau	100	32	tr	7	tr	tr
Melon miel	100	35	1	9	1	tr
Mûres	100	53	1	13	5	tr
Navet bouilli	100	18	1	5	2	tr
Nectarine	100	49	1	12	2	1
Oignon cru	100	38	1	8	2	tr
Oignon vert cru	100	32	2	8	2	tr
Olives	100	111	tr	5	3	11
Orange	100	47	1	11	2	tr
Orange, zeste frais	10	10	tr	3	1	tr

Aliment	Quantité (g)	Calories	Protéines (g)	Glucides (g)	Fibres alimentaires (g)	Lipides (g)
Pamplemousse blanc	100	33	1	8	2	tr
Pamplemousse rose	100	30	1	7	1	tr
Panais bouilli	100	82	1	20	3	tr
Papaye	100	39	1	10	2	tr
Patate douce cuite, pelée après cuisson	100	103	2	25	3	tr
Pêche	100	43	1	11	2	tr
Persil frais	100	34	3	6	N/D	tr
Piment fort chili en conserve	100	26	Tr	6	N/D	tr
Poire avec pelure	100	59	Tr	15	3	Tr
Poireaux bouillis	100	31	Tr	7	2	tr

Aliment	Quantité (g)	Calories	Protéines (g)	Glucides (g)	Fibres alimentaires (g)	Lipides (g)
Pois mange-tout crus	100	42	3	8	2	tr
Pois verts en conserve	100	69	4	12	4	tr
Poivron cru, vert, jaune ou rouge	100	27	Tr	6	N/D	tr
Pomme de terre au four, avec la pelure	100	109	2	25	2	tr
Pomme de terre pelée, bouillie	100	86	1	20	1	tr
Pomme, avec pelure	100	59	Tr	15	2	tr
Prune crue	100	55	1	14	2	tr
Pruneaux séchés, non cuits	100	239	2	63	7	tr
Radicchio	100	24	2	5	N/D	tr

Aliment	Quantité (g)	Calories	Protéines (g)	Glucides (g)	Fibres alimentaires (g)	Lipides (g)
Radis	100	18	Tr	4	2	tr
Raisins crus	100	72	Tr	18	1	tr
Raisins secs	100	300	3	79	4	tr
Rhubarbe	100	22	2	5	N/D	tr
Rutabaga bouilli	100	39	1	9	N/D	tr
Salade de fruits en conserve (jus)	100	46	1	12	1	tr
Salade de fruits en conserve (sirop)	100	57	1	15	1	tr
Tangerine	100	44	1	11	1	tr
Tomate crue	100	21	1	5	1	tr
Tomates, pâte en conserve	100	84	4	19	4	1

Confitures et garnitures aux fruits

Normalement, on devrait mettre les confitures avec les fruits, mais les produits du commerce étant très sucrés, nous avons préféré en faire une catégorie à part. Ces aliments ont un index glycémique très élevé.

Aliment	Quantité (g)	Calories	Protéines (g)	Glucides (g)	Fibres alimentaires (g)	Lipides (g)
Cerises confites	100	340	Tr	87	1	tr
Citrouille en conserve	100	34	1	8	2	tr
Confitures	15 ml	49	Tr	13	0,2	tr
Garniture aux fraises	30 ml	110	Tr	29	N/D	tr
Gelées	15 ml	52	Tr	14	0,1	tr
Marmelade d'oranges	15 ml	50	Tr	13	N/D	0

Jus

Savoureux, les jus de fruits ou de légumes cachent une réalité moins délicieuse. En effet, comme ils ne contiennent pas ou peu de pulpe, ils n'ont pas les fibres alimentaires nécessaires pour que le corps utilise leurs sucres à bon escient. Retenez donc qu'il est toujours préférable de croquer dans une pomme plutôt que de boire du jus de pomme. Suivant la même logique, on peut dire que les jus fraîchement pressés sont meilleurs que les concentrés congelés.

Par ailleurs, vous noterez que les boissons à saveur de fruits sont à rejeter : même si elles ne sont pas sucrées, elles ne contiennent rien de bon pour la santé. Comme les boissons gazeuses sucrées à l'aspartame, elles donnent le goût du sucre, et ne font donc pas perdre l'habitude de consommer des aliments sucrés. Bref, on boira à la place un grand verre d'eau !

Aliment	Quantité (ml)	Calories	Protéines (g)	Glucides (g)	Fibres alimentaires (g)	Lipides (g)
Boisson à saveur d'orange en poudre, préparée	250	124	0	31	N/D	0
Boisson désaltérante (vendue comme une boisson pour sportifs)	250	64	0	16	N/D	0
Jus d'orange fraîchement pressé	250	118	2	27	tr	1
Jus de légumes ou de tomate	250	44 à 49	2	11 à 12	1,4 à 1,8	tr
Jus de pamplemousse fraîchement pressé	250	102	1	24	tr	Tr
Jus de pomme congelé, préparé	250	119	Tr	29	0,3	tr

Aliment	Quantité (g)	Calories	Protéines (g)	Glucides (g)	Fibres alimentaires (g)	Lipides (g)
Jus de raisin, congelé, préparé	250	136	1	34	0,3	tr
Jus de tomate et de palourdes	250	117	2	28	N/D	tr
Limonade congelée, préparée	250	105	Tr	28	N/D	0
Nectar de pêche	250	142	1	37	1,6	tr
Punch aux fruits, congelé, préparé	250	131	Tr	32	N/D	1

Produits dérivés

Les produits dérivés des fruits et légumes sont souvent appelés « produits à valeur ajoutée ». Ce sont donc des aliments transformés, qui s'éloignent de leur forme originale. La plupart du temps, il faut surveiller leur quantité de sucres ajoutés et leurs matières grasses, en particulier quand il s'agit de pommes de terre ou de maïs transformés en croustilles !

Aliment	Quantité (g)	Calories	Protéines (g)	Glucides (g)	Fibres alimentaires (g)	Lipides (g)
Bretzels	25	95	Tr	20	1	Tr
Cornet à crème glacée (cornet seulement)	4 (1 cornet)	18	Tr	3	N/D	Tr
Grignotines, noix et fruits séchés	100	463	14	46	N/D	30
Grignotines de maïs à saveur de fromage	25	139	2	14	Tr	9
Pommes de terre frites, cuites au four	100	200	4	32	3	8

Aliment	Quantité (g)	Calories	Protéines (g)	Glucides (g)	Fibres alimentaires (g)	Lipides (g)
Rondelles d'oignon panées	100	410	6	38	2	26
Galette de riz nature	25	97	3	19	1	tr
Maïs soufflé nature	25	100	3	22	4	tr
Croustilles barbecue	25	123	2	13	1	6
Croustilles nature	25	135	1	13	1	9
Croustilles de pommes de terre déshydratées	25	140	1	13	1	10
Croustilles de maïs nature	25	135	1	14	1	8
Pommes de terre déshydratées, préparées	100	113	2	15	1	5

Aliment	Quantité (g)	Calories	Protéines (g)	Glucides (g)	Fibres alimentaires (g)	Lipides (g)
Croustilles tortilla à saveur de fromage	25	125	1	15	1	7
Croustilles tortilla nature	25	125	1	15	2	7
Croustilles de banane	25	131	1	15	2	8
Enrobé de caramel	25	108	1	20	1	3
Pommes de terre rissolées, cuites au four	100	220	4	28	2	11

. . . .

CHAPITRE 4

· · · · ·

Les glucides dans les produits laitiers

Selon le Guide alimentaire canadien, un adulte devrait consommer de deux à quatre portions de produits laitiers par jour. Une femme enceinte devra quant à elle viser trois ou quatre portions, deux étant une trop petite quantité pour elle.

On remarque que ce n'est pas énorme comme proportion, et pour cause : le lait contient en effet beaucoup de matières grasses et de glucides. Il est donc sage de s'en tenir aux portions proposées. Portez une attention particulière aux produits dérivés du lait, qui comportent quelques surprises…

Un mot en terminant sur le beurre : comme il ne contient pas de glucides, il ne se retrouve pas dans nos tableaux.

Lait et crème

Le lait ne contient pas de fibres alimentaires. Pour en soutirer tous les bienfaits, notamment son contenu en calcium qui s'assimile mieux quand on prend des suppléments de vitamine D, il est important de le consommer avec des aliments riches en fibres.

Aliment	Quantité (ml)	Calories	Protéines (g)	Glucides (g)	Fibres alimentaires (g)	Lipides (g)
Crème à café à 10 %	15	18	Tr	1	0	2
Crème à fouetter à 35 %	250	582	4	5	0	62
Crème sure à 14 %	15	22	Tr	1	0	2
Lait à 1 %	250	108	8	(12)	0	(3)
Lait à 2 %	250	128	9	12	0	5.
Lait au chocolat à 2 %	250	189	8	27	2	5
Lait concentré à 0,2 %	250	211	20	31	0	1
Lait concentré à 2 %	250	246	20	30	0	5
Lait concentré à 7,8 %	250	363	18	27	0	21
Lait concentré sucré	250	1037	26	176	0	28
Lait écrémé	250	90	9	(13)	0	tr
Lait à 3,25 % (homogénéisé)	250	158	8	12	0	9

Boissons à base de lait

Comme le lait pur, les boissons à base de lait ne contiennent pas (ou très peu) de fibres alimentaires. On doit donc les consommer avec modération, d'autant plus qu'on y trouve beaucoup de glucides. Beaucoup plus, en fait, que dans le lait pur.

Aliment	Quantité (ml)	Calories	Protéines (g)	Glucides (g)	Fibres alimentaires (g)	Lipides (g)
Boisson au yogourt	250	180	6	35	0	3
Boisson de soja	250	84	7	5	1,2	5
Chocolat chaud	250	147	4	32	N/D	2
Lait à 2 % au chocolat, poudre aromatisée ou sirop	250	212	9	34	0	6
Lait de poule	250	361	10	36	0	20

Yogourts

Les yogourts sont habituellement de bons produits, plus ou moins faibles en gras, pauvres en glucides mais riches en minéraux. Qui plus est, ils apportent de bonnes bactéries à l'organisme, qui faciliteront la digestion et l'assimilation des éléments nutritifs. Par contre, il faut retenir que l'acidité des fruits tend à rendre inactives ces bactéries.

Par ailleurs, le yogourt est un bon aliment à index glycémique bas seulement s'il ne contient ni sucre ni édulcorant, ce qui est rare.

Aliment	Quantité (g)	Calories	Protéines (g)	Glucides (g)	Fibres alimentaires (g)	Lipides (g)
Yogourt aromatisé à la vanille ou au café, à 1,9 %	100	92	4	15	0	2
Yogourt, fruits au fond, à 1 à 2 %	100	101	4	18	0	2

Aliment	Quantité (g)	Calories	Protéines (g)	Glucides (g)	Fibres alimentaires (g)	Lipides (g)
Yogourt, fruits au fond, à moins de 1 %	100	62	5	11	0	0
Yogourt, nature, 1 à 2 % M.G.	100	63	5	(7)	0	2
Yogourt, nature, à plus de 4 %	100	104	4	7	0	6

Fromages

Observez la différence entre le cheddar fondu et le cheddar fondu léger : le léger contient plus de glucides, et ces glucides se transformeront en gras dans l'organisme ! Ces produits transformés doivent toujours être consommés avec modération : remarquez que les fromages dans leur état le plus simple contiennent moins de glucides que les produits du commerce.

Soulignons par ailleurs qu'une portion de fromage n'a rien à voir avec une assiette complète de fromages… La quantité de calories et de gras doit rappeler qu'il s'agit d'un aliment extraordinairement savoureux mais riche. On peut en consommer chaque jour, mais il faut s'en tenir à de petites quantités.

Aliment	Quantité (g)	Calories	Protéines (g)	Glucides (g)	Fibres alimentaires (g)	Lipides (g)
Cheddar fondu à tartiner	50 (environ 45 ml ou 3 c. à soupe)	146	8	5	N/D	10
Cheddar fondu à tartiner léger	50 (environ 45 ml ou 3 c. à soupe)	96	12	6	N/D	3
Cheddar en tranches, préparation commerciale	50	163	10	4	N/D	12
Cheddar	50	203	13	1	0	16

Aliment	Quantité (g)	Calories	Protéines (g)	Glucides (g)	Fibres alimentaires (g)	Lipides (g)
✳ Cottage 2 % M.G.	50 (environ 65 ml ou 1/4 de tasse)	45	7	2	0	1
Edam	50	178	13	1	0	13
Feta	50	137	8	2	0	11
Fromage à la crème	50	174	4	1	0	17
Fromage de chèvre	50	134	10	0	0	11
Gouda	50	182	13	1	0	14
Gruyère	50	204	15	tr	0	16
✳ Mozzarella à 16,5 % M.G.	50	131	13	2	0	0
Mozzarella à 22,5 % M.G.	50	146	10	1	0	11
Parmesan	50	227	21	2	0	15

Aliment	Quantité (g)	Calories	Protéines (g)	Glucides (g)	Fibres alimentaires (g)	Lipides (g)
Ricotta de lait entier	50	87	6	2	0	7
Romano	50	192	16	2	0	13
Emmental suisse	50	186	14	2	0	14
Suisse fondu	50	160	11	2	N/D	12

Poudings

Dans les préparations suivantes, on a utilisé du lait à 2 % lorsque le mélange se présentait sous forme de poudre. Notez la quantité importante de calories et de glucides, considérant que la portion indiquée n'est pas très importante…

Aliment	Quantité (ml)	Calories	Protéines (g)	Glucides (g)	Fibres alimentaires (g)	Lipides (g)
Pouding du commerce	125	De 146 à 217	De 3 à 5	De 26 à 43	N/D	De 3 à 6
Pouding au riz	125	170	5	32	N/D	2
Tapioca	125	155	4	29	N/D	3
Crème caramel instantanée	125	143	4	27	N/D	3
Crème pâtissière	125	157	6	25	N/D	4

• •

CHAPITRE 5

· · · · ·

Les glucides dans les produits céréaliers

Chaque personne devrait consommer de 5 à 12 portions de produits céréaliers quotidiennement. Choisissez des produits à grains entiers de préférence, de façon à obtenir tous les éléments nutritifs dont vous avez besoin.

Faites attention aux produits que vous consommez : à moins de faire un régime et d'être suivi par un ou une diététiste, il ne vous sert à rien de manger des produits céréaliers faibles en glucides si vous respectez les recommandations du Guide alimentaire canadien et de votre propre corps.

Pains, pâtes, céréales et riz

Voilà des aliments riches en glucides, mais il ne faut pas s'en passer pour autant, car ils fournissent beaucoup d'énergie. L'important n'est pas de réduire la quantité de glucides dans son pain mais d'éviter de le beurrer d'aliments trop riches, comme le beurre d'arachides commercial ou les tartinades de fromage.

Des aliments à grains entiers fournissent de l'énergie sur une longue période, ce qui élimine la sensation de faim qui survient vers 11 h le matin et 15 h 30 ou 16 h l'après-midi. De plus, les minéraux et vitamines que ces produits renferment comblent les besoins de chacun. En achetant du pain complet ou des céréales à grains entiers, on économisera donc en plus sur l'achat de suppléments !

Dans la liste qui suit, vous noterez que la plus grande concentration de glucides se trouve dans les céréales commerciales. Comme la quantité de glucides varie d'une marque à l'autre, il est sage de vérifier sur l'emballage de chaque produit. Si vous mangez souvent de ces céréales, optez pour le produit contenant le plus de fibres alimentaires et le moins de sucres ajoutés.

Aliment	Quantité (g)	Calories	Protéines (g)	Glucides (g)	Fibres alimentaires (g)	Lipides (g)
Biscottes ordinaires	100	410	10	70	N/D	10
Boulghour cuit	100	82	3	19	3	Tr

Aliment	Quantité (g)	Calories	Protéines (g)	Glucides (g)	Fibres alimentaires (g)	Lipides (g)
Céréales commerciales	50	120 à 245	2 à 8	35 à 46	tr à 22	Tr à 12
Chapelure nature	100	395	12	72	4	5
Chapelure aromatisée	125	191	5	29	N/D	7
Couscous cuit	100	112	4	23	1	Tr
Croûtons nature	100	406	13	75	5	6
Macaroni cuit	200	282	9	57	2	1
Macaroni non cuit	100	375	13	75	3	2
Millet cuit	100	119	3	23	3	1
Nouilles aux œufs cuites	200	266	9	50	4	2
Orge mondé sec	100	355	12	72	17	2

Aliment	Quantité (g)	Calories	Protéines (g)	Glucides (g)	Fibres alimentaires (g)	Lipides (g)
Pain de blé entier	100	250	11	46	7	4
Pain de seigle	100	259	9	47	6	3
Pain français	100	272	8	52	3	4
Pain multigrain	100	250	12	48	7	4
Pain pita de blé entier	100	266	9	55	8	3
Pain pita blanc	100	275	8	55	2	2
Riz blanc à grains longs cuit à l'étuvée	100	114	2	25	0,5	Tr
Riz blanc à grains longs instantané, cuit	100	98	2	21	1	Tr
Riz brun à grains longs, cuit	100	111	2	23	1,5	1

Aliment	Quantité (g)	Calories	Protéines (g)	Glucides (g)	Fibres alimentaires (g)	Lipides (g)
Riz sauvage, cuit	100	101	3	22	N/D	Tr
Son d'avoine	100	40	3	12	2	Tr
Spaghettis blancs cuits	200	282	9	57	3	1
Spaghettis de blé entier cuits	200	247	11	53	6	1
Tortilla de maïs	100	224	4	48	5	4

Crêpes, biscuits, muffins

Il y a dans cette liste plusieurs aliments qui contiennent des glucides en quantité excessive. C'est d'autant plus vrai lorsqu'on pense, par exemple, qu'on sert des crêpes avec du sirop! S'il y a un endroit où on peut couper sa consommation de glucides, c'est bien là!

Aliment	Quantité (g)	Calories	Protéines (g)	Glucides (g)	Fibres alimentaires (g)	Lipides (g)
Barre de céréales nature	25	118	3	16	1	5
Beigne glacé au chocolat	50	237	3	24	1	16
Beigne nature	50	211	2	24	1	12
Biscuit à l'avoine	25	112	2	18	1	4
Biscuit à la mélasse	25	107	2	18	N/D	4
Biscuit au gingembre	25	104	tr	18	1	4
Biscuit au sucre	25	120	2	17	tr	5
Biscuit aux brisures de chocolat	25	120	2	18	0,5	5
Biscuit aux figues	25	88	2	17	1	2
Biscuit graham	25	107	tr	18	1	4

Aliment	Quantité (g)	Calories	Protéines (g)	Glucides (g)	Fibres alimentaires (g)	Lipides (g)
Biscuit sablé commercial	25	125	tr	16	N/D	6
Biscuit sablé maison	25	136	2	14	N/D	9
Crêpe de blé entier commerciale, préparée et cuite	50	105	5	15	N/D	3
Crêpe nature commerciale, préparée et cuite	50	109	4	14	N/D	4
Croissant -au beurre	50	203	4	23	1	11
Gaufre nature commerciale, congelée	50	125	3	19	1	4
Muffin au son commercial, préparé	50	138	3	23	N/D	5
Muffin au son maison	50	141	3	21	N/D	6

Craquelins

Produits dérivés du pain et des céréales, les craquelins ont beaucoup été critiqués à cause de leur contenu en gras trans. On ne doit cependant pas oublier que, même sans gras ou légers, ces produits contiennent également beaucoup de glucides.

Aliment	Quantité (g)	Calories	Protéines (g)	Glucides (g)	Fibres alimentaires (g)	Lipides (g)
Craquelins au fromage	25	125	2	15	1	6
Craquelins de blé entier	25	111	2	17	2	5
Craquelins ordinaires	25	108	2	19	1	2
Gaufrettes de seigle nature	25	84	2	20	N/D	tr

CHAPITRE 6

Les glucides dans les substituts de viande

Deux ou trois portions de viande ou de substitut de viande sont recommandées chaque jour selon le Guide alimentaire canadien. Toutefois, les viandes ne contiennent pas de glucides. Elles sont surtout à surveiller pour leur contenu en lipides (gras), surtout les viandes rouges. Ce chapitre se concentre donc sur les aliments transformés et les substituts de viande.

Les légumineuses

Nous les boudons encore beaucoup, même si elles gagnent en popularité. Les légumineuses sont une merveille de la nature. Elles contiennent de l'énergie en grande quantité, sans gras ou presque. Qui plus est, elles libèrent lentement leurs glucides et accompagnent délicieusement les soupes, ce qui crée des repas complets et très simples à réaliser. Pour les gens pressés, les lentilles en boîte, par exemple, sont très pratiques : il suffit d'ouvrir la conserve et d'ajouter deux ou trois cuillerées à soupe de lentilles à notre plat de légumes pour aller chercher les protéines nécessaires à chaque repas.

En bout de ligne, les légumineuses sont l'exemple par excellence qui illustre le ridicule des régimes à faible teneur en glucides. Elles sont parfaites pour nous, gros consommateurs de viandes grasses. On évitera toutefois d'y ajouter du sucre ou de les manger avec du pain blanc.

Aliment	Quantité (ml)	Calories	Protéines (g)	Glucides (g)	Fibres alimentaires (g)	Lipides (g)
Fèves au lard en conserve	250	De 268 à 297	De 13 à 14	De 55 à 56	De 14 à 21	De 1 à 4
Doliques à œil noir en conserve	250	195	12	35	N/D	1
Haricots blancs en conserve	250	324	20	61	N/D	1
Haricots blancs, petits, en conserve	250	313	21	57	N/D	1

Aliment	Quantité (g)	Calories	Protéines (g)	Glucides (g)	Fibres alimentaires (g)	Lipides (g)
Haricots canneberge ou romains bouillis	250	254	17	46	N/D	1
Haricots noirs bouillis	250	240	16	43	12,7	1
Haricots pinto en conserve	250	198	12	37	N/D	1
Haricots rouge foncé	250	238	16	43	12,3	1
Lentilles bouillies	250	243	19	42	8,9	1
Pois cassés bouillis	250	244	17	44	6	1
Pois chiches en conserve	250	302	13	57	N/D	3
Fèves de soya bouillies	250	314	30	18	11,4	16

Le tofu

Parce qu'il ne goûte rien, le tofu est encore vu comme une punition qu'on doit s'infliger à l'occasion. Mariné dans de la sauce soya avec un peu de piment de Cayenne, de piments séchés, ou de tomates confites, le tofu devient excellent. Et comme c'est un aliment très maigre qui contient une mine d'éléments nutritifs, on n'a qu'à user de son imagination pour en manger avec appétit!

Aliment	Quantité (g)	Calories (g)	Protéines (g)	Glucides (g)	Fibres alimentaires (g)	Lipides (g)
Tofu ferme	100	145	16	4	1	9
Tofu ordinaire	100	76	8	2	1	4

Les noix et les graines

On a pris l'habitude de bouder les noix et les graines à cause de leur contenu en gras. Or, on sait maintenant que ces gras sont excellents pour la santé! Il est même reconnu aujourd'hui qu'une poignée de noix par jour (1/2 tasse ou 125 ml) est bon pour le cœur! En fait, les noix sont excellentes… si elles ne sont pas rôties dans l'huile et salées à outrance. Parfois, une portion de noix représente près de la moitié de notre consommation maximale de sel pour une journée!

Quant aux glucides des noix, ils sont bien présents. Retenez qu'on nous recommande de manger une poignée de noix par jour, pas le sac au complet… Sachez aussi qu'une portion de beurre d'arachide tient dans deux cuillerées à soupe (30 ml), pas dans une demi-tasse (125 ml).

Aliment	Quantité (ml)	Calories	Protéines (g)	Glucides (g)	Fibres alimentaires (g)	Lipides (g)
Arachides rôties, salées	125	450	20	15	6	38
Beurre d'arachide crémeux, commercial	30	195	8	6	2	17
Amandes rôties	125	445	13	16	8	40

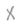

Aliment	Quantité (g)	Calories	Protéines (g)	Glucides (g)	Fibres alimentaires (g)	Lipides (g)
Noisettes séchées	125	410	8	10	N/D	41
Noix de cajou, rôties à sec, sel ajouté	125	415	11	24	N/D	34
Noix de coco, desséchée, non sucrée	125	317	3	12	3	31
Noix de coco, desséchée, sucrée, râpée	125	240	1	23	3	17
Noix de Grenoble, séchées	125	339	8	10	3	33
Noix de macadam, rôties à l'huile, sel ajouté	125	508	5	9	7	54
Noix du Brésil séchées	125	485	11	9	4	49

Aliment	Quantité (g)	Calories	Protéines (g)	Glucides (g)	Fibres alimentaires (g)	Lipides (g)
Noix mélangées, rôties à l'huile, sel ajouté	125	463	13	16	7	42
Noix mélangées, rôties à sec	125	430	13	18	4	37
Noix mélangées, rôties à sec, sel ajouté	125	430	13	18	4	37
Pacanes	125	414	5	11	4	42
Pignons	125	435	20	12	12	43
Pistaches rôties à sec, salées	125	410	10	18	4	35
Beurre de sésame, tahini	15	31	1	1	1	3
Graines de citrouille et de courge rôties	125	626	40	16	17	51

Aliment	Quantité (g)	Calories	Protéines (g)	Glucides (g)	Fibres alimentaires (g)	Lipides (g)
Graines de sésame entières	15	52	2	2	1	5
Graines de tournesol rôties, salées, écalées	125	393	13	17	7	33

CHAPITRE 7

Les glucides dans les aliments préparés

Il est très difficile de trouver de bons aliments préparés. Ils contiennent souvent trop de sel (un agent de conservation), ou trop de gras. Et lorsqu'on dit qu'ils sont « légers », on a habituellement remplacé les gras par du sucre, ce qui ne vaut rien du point de vue de la santé.

Contentons-nous ici de parler des glucides. Faites donc très attention aux sucres ajoutés aux aliments préparés. Et ne vous fiez pas à l'emplacement que ces ingrédients occupent dans la liste des ingrédients : les fabricants « cachent » ces sucres en utilisant plusieurs produits sucrants différents. Ainsi, chaque « sucre » se retrouve loin dans la liste. Pour en avoir le cœur net, consultez le tableau de la valeur nutritionnelle.

Mets préparés au supermarché

Nous avons inclus bien peu de mets dans ce tableau, car il existe autant de variantes que de marques sur le marché. Nous vous encourageons donc à noter dans les cases vides les aliments préparés que vous consommez le plus souvent. Faites vos propres comparaisons. Vous aurez sûrement des surprises !

Aliment	Quantité	Calories	Protéines (g)	Glucides (g)	Fibres alimentaires (g)	Lipides (g)
Macaroni au fromage	250 ml	385	11	46	2	17
Pâté à la dinde	200 g	376	12	39	N/D	19
Pâté au bœuf	200 g	480	16	50	1,8	33
Pâté au poulet	200 g	498	16	49	1,8	26
Ragoût de bœuf	250 ml	172	17	13	2	5
Spaghettis à la sauce tomate et viande	250 ml	258	12	28	8	10
Tourtière (pâté à la viande)	200 g	776	24	50	21	52

Soupes préparées

Les soupes en boîte contiennent habituellement beaucoup de sel. Beaucoup trop en fait! Bizarrement, elles cachent une bonne quantité de glucides également, surtout dans le cas des nouveaux produits, comme les soupes-repas prêtes à servir

Aliment	Quantité (ml)	Calories	Protéines (g)	Glucides (g)	Fibres alimentaires (g)	Lipides (g)
Bouillon de bœuf prêt à servir	250	18	3	tr	0	1
Bouillon de poulet concentré, préparé avec de l'eau	250	41	5	1	0	1
Chaudrée de palourdes concentrée, préparée avec de l'eau	250	83	2	13	N/D	5
Chaudrée de palourdes, diluée avec du lait à 2 %	250	157	10	18	0	5

Aliment	Quantité (ml)	Calories	Protéines (g)	Glucides (g)	Fibres alimentaires (g)	Lipides (g)
Crème de champignons concentrée, préparée avec de l'eau	250	137	2	10	0,5	9
Crème de champignons, diluée avec du lait à 2 %	250	201	6	16	0,4	13
Crème de poulet, diluée avec du lait à 2 %	250	188	8	16	0,3	10
Crème de tomates, diluée avec du lait à 2 %	250	154	6	24	1,3	5
Soupe au bœuf prête à servir, gros morceaux	250	180	12	20	1	5
Soupe au poulet et aux légumes prête à servir	250	175	13	20	N/D	5
Soupe aux légumes concentrée, préparée avec de l'eau	250	76	2	13	0,5	2

Aliment	Quantité (ml)	Calories	Protéines (g)	Glucides (g)	Fibres alimentaires (g)	Lipides (g)
Soupe aux légumes et bœuf concentrée, préparée avec de l'eau	250	83	6	11	0,7	2
Soupe aux légumes prête à servir, gros morceaux	250	129	4	20	1	4
Soupe aux pois et jambon prête à servir	250	195	11	28	4	4
Soupe aux tomates concentrée, préparée avec de l'eau	250	90	2	18	1,2	2
Soupe bœuf et nouilles concentrée, préparée avec de l'eau	250	88	5	9	0,8	3
Soupe déshydratée à l'oignon, préparée	250	29	1	5	0,8	1
Soupe déshydratée aux tomates et légumes, préparée	250	59	2	11	0,5	1

Aliment	Quantité (g)	Calories	Protéines (g)	Glucides (g)	Fibres alimentaires (g)	Lipides (g)
Soupe minestrone concentrée, préparée avec de l'eau	250	87	5	12	1	3
Soupe poulet et nouilles concentrée, préparée avec de l'eau	250	79	4	10	1	3
Soupe poulet et nouilles déshydratée, préparée	250	56	3	8	1,1	1
Soupe poulet et nouilles prête à servir	250	185	13	18	N/D	6

Mets de restauration rapide

Sel, sucre et gras sont le lot de bien des menus de restauration rapide. Gardez en mémoire que ces repas sont des gâteries qu'il faudrait limiter à un par mois. Ce n'est pas grave de manger des hamburgers et des frites, mais ça le devient si ces mets constituent la base de notre alimentation. Et un supplément vitaminique ne viendra jamais pallier les manques dans ce cas. Donc, mangez du fast-food si vous le voulez, mais faites-le en retenant que la modération, une fois de plus, a bien meilleur goût!

Aliment	Quantité (g)	Calories	Protéines (g)	Glucides (g)	Fibres alimentaires (g)	Lipides (g)
Burrito au bœuf	100	238	12	26	N/D	9
Chili con carne	250 (environ 250 ml ou 1 tasse)	252	24	22	N/D	7
Hamburger au fromage, nature	100	313	15	31	N/D	15
Hamburger nature	100	304	13	34	N/D	13
Hot-dog nature	100	247	10	18	N/D	15

Aliment	Quantité (g)	Calories	Protéines (g)	Glucides (g)	Fibres alimentaires (g)	Lipides (g)
Nachos au fromage	100	306	8	32	N/D	17
Pizza au fromage	100	222	13	33	2	5
Pizza au pepperoni	100	255	14	28	2	10
Pizza toute garnie	100	233	16	27	N/D	6
Poulet frit	100	284	17	15	N/D	18
Saucisse en pâte	175 (1 bâtonnet)	460	17	56	N/D	19
Sous-marin aux viandes froides	200	400	19	45	N/D	17
Tacos	200	432	25	32	N/D	25

Vinaigrettes et mayonnaises

Les vinaigrettes et mayonnaises commerciales sont des aliments préparés, et il faut les surveiller de près. Il n'y a rien de pire qu'une vinaigrette trop riche pour transformer une salade santé en mets trop calorifique.

Aliment	Quantité (ml)	Calories	Protéines (g)	Glucides (g)	Fibres alimentaires (g)	Lipides (g)
Mayonnaise	15	102	tr	tr	0	11
Mayonnaise faible en gras	15	46	0	1	0	5
Sauce à salade	15	74	tr	2	0	7
Sauce à salade faible en gras	15	43	0	2	0	4
Vinaigrette César crémeuse	15	71	tr	0	0	8
Vinaigrette italienne	15	93	tr	1	0	10
Vinaigrette Ranch	15	83	tr	1	0	9

Condiments

Une portion de frites comporte beaucoup de gras.
Mais avez-vous pensé à la quantité de sucre et de
sel que vous y ajoutez en la couvrant de ketchup ?
Cette courte liste de condiments en dit long sur les
calories vides qu'on ajoute aux mets préparés, déjà
riches en cette matière.

Aliment	Quantité (ml)	Calories	Protéines (g)	Glucides (g)	Fibres alimentaires (g)	Lipides (g)
Ketchup	30	32	tr	8	1	tr
Moutarde préparée	30	24	2	2	1	2
Relish sucrée	30	40	tr	10	N/D	tr

CHAPITRE 8

Les sucres dans les autres aliments

Dans ces dernières catégories d'aliments, nous vous présentons les produits difficiles à classer ou dotés de concentrations étonnantes de glucides. C'est le cas, par exemple, des cerises confites : comme elles ont macéré dans du sucre, elles ne sont plus vraiment des fruits !

Boissons alcoolisées

Depuis quelques années, nous avons vu apparaître sur le marché des boissons alcoolisées à faible teneur en glucides. La raison est simple : une bière ordinaire, faite de céréales, fournit énormément de glucides à l'organisme, comme on peut le constater à la lecture du tableau suivant. Il y avait donc de la place pour ces produits qui contiennent parfois jusqu'à trois fois moins de glucides que le produit régulier. On remarquera toutefois qu'une telle bière contient encore deux fois plus de glucides qu'un verre de vin rouge. Notons par ailleurs que des spiritueux comme le gin, la vodka et le whisky ne contiennent pas de glucides.

Aliment	Quantité (ml)	Calories	Protéines (g)	Glucides (g)	Fibres alimentaires (g)	Lipides (g)
Bière à 5 % d'alcool	341	151	1	13	0	0
Crème de menthe	50	211	0	24	0	tr
Vin de table blanc	125	85	tr	1	0	0
Vin de table rouge	125	90	tr	2	0	0
Vin sucré	125	194	tr	15	0	0

Boissons non alcoolisées

Les boissons gazeuses sucrées sont un véritable fléau : elles contiennent autour de 30 g de glucides par 250 ml (le format vendu habituellement est de 355 ml : il contient donc plus de 40 g de glucides !), et ne fournissent absolument rien à l'organisme (ni vitamines, ni fibres alimentaires…). Qui plus est, elles n'étanchent pas la soif ! La seule boisson capable de calmer la soif, c'est l'eau ! Quant aux boissons sucrées avec des édulcorants, elles ne contiennent pas de sucre mais n'ont pas plus d'avantages que les autres. De plus, on ne connaît pas encore très bien les effets à long terme des produits utilisés à la place du sucre, dont l'aspartame et l'acésulfame-K (acésulfame-potassium).

Une note en terminant au sujet du café et du thé : ces boissons contiennent très peu de glucides en elles-mêmes, mais on doit ajouter 13 g de glucides pour chaque cuillerée à soupe de sucre qu'on y dépose.

Aliment	Quantité (ml)	Calories	Protéines (g)	Glucides (g)	Fibres alimentaires (g)	Lipides (g)
Boissons gazeuses sucrées à l'aspartame	250	De 0 à 3	tr	tr	0	0
Café filtre	250	5	tr	1	N/D	0
Café instantané	250	5	tr	1	N/D	0
Cola	250	107	0	27	N/D	0
Orangeade	250	126	0	32	N/D	0

Aliment	Quantité	Calories	Protéines (g)	Glucides (g)	Fibres alimentaires (g)	Lipides (g)
Soda au gingembre (ginger ale)	250	88	0	22	N/D	0
Soda citron lime	250	104	0	27	N/D	0
Substitut de café et eau	250	13	tr	3	N/D	0
Substitut de café et lait	250	169	9	15	N/D	9
Thé	250	3	0	1	N/D	0

Desserts

Ils sont délicieux et savoureux, ces desserts, entre autres parce qu'on y trouve beaucoup de sucre ! Il y a deux choses à retenir à ce sujet. La première, c'est qu'un dessert, c'est succulent et qu'on peut se gâter à l'occasion. La seconde, c'est qu'une portion de dessert, ce n'est pas un pot de crème glacée au complet, ni la moitié d'un gâteau ! Mangeons avec appétit, mais restons sages dans les portions.

Aliment	Quantité	Calories	Protéines (g)	Glucides (g)	Fibres alimentaires (g)	Lipides (g)
Carré au chocolat	100 g	405	5	65	N/D	16
Chausson aux fruits	100 g	316	3	43	3	16
Chou à la crème seul	100 g	362	9	23	N/D	25
Crème glacée à la vanille	125 ml	140	2	16	N/D	8
Crème glacée au chocolat	125 ml	151	3	20	N/D	8
Crème glacée aux fraises	125 ml	134	2	19	N/D	6
Croustade aux pommes	100 g	163	2	32	N/D	3
Croûte à tarte cuite	100 g	525	5	50	N/D	33
Danoise à la cannelle	100 g	400	8	45	1	23
Danoise aux fruits	100 g	370	6	48	2	18

Aliment	Quantité	Calories	Protéines (g)	Glucides (g)	Fibres alimentaires (g)	Lipides (g)
Éclair au chocolat à la crème pâtissière	100 g	262	6	24	N/D	16
Garniture en conserve pour tarte à la citrouille	100 g	100 à 115	1	26 à 29	1	tr
Gâteau au chocolat, commercial, glaçage au chocolat	100 g	365	5	55	3	17
Gâteau au fromage	100 g	320	5	25	2	23
Gâteau aux bananes	100 g	325	5	55	N/D	10
Gâteau aux carottes avec glaçage au fromage à la crème	100 g	435	5	47	N/D	26
Gâteau aux fruits	100 g	325	2	60	3	9

Aliment	Quantité	Calories	Protéines (g)	Glucides (g)	Fibres alimentaires (g)	Lipides (g)
Gâteau blanc	100 g	305	5	55	N/D	8
Gâteau des anges	50 g	130	4	29	1	tr
Gâteau éponge	50 g	145	3	30	N/D	1
Gâteau quatre-quarts	50 g	195	4	25	N/D	11
Glaçage au chocolat prêt à manger	250 ml	1154	3	184	N/D	51
Lait glacé à la vanille	125 ml	117	5	20	N/D	2
Pain d'épices	100 g	310	4	51	3	10
Pâte feuilletée congelée, cuite	100 g	555	8	45	N/D	38
Pâte phyllo	50 g	150	3	26	N/D	3
Pouding au pain	100 g	168	5	25	N/D	6
Sorbet à l'orange	125 ml	140	1	31	N/D	2

Aliment	Quantité	Calories	Protéines (g)	Glucides (g)	Fibres alimentaires (g)	Lipides (g)
Tablette de chocolat	60 g	De 220 à 315	De 2 à 8	De 29 à 45	N/D	De 6 à 20
Tarte à la citrouille	100 g	210	4	28	3	9
Tarte à la crème au chocolat	100 g	304	3	34	2	19
Tarte à la crème aux bananes, préparation commerciale sans cuisson	100 g	251	3	32	N/D	13
Tarte à la noix de coco commerciale	100 g	298	2	38	N/D	17
Tarte au citron avec meringue	100 g	268	2	47	1	9
Tarte aux cerises	100 g	260	2	40	1	11

Tarte aux pacanes	100 g	400	4	58	4	19
Tarte aux pommes	100 g	250	2	30	2	12
Tartelette à griller	50 g	200	3	34	N/D	7
Yogourt glacé à la vanille	125 ml	121	3	18	N/D	4

Chocolat et cacao

Nous terminons nos listes d'aliments avec un ingrédient essentiel à tout bon dessert : le cacao. Qu'il soit sous forme de poudre ou de chocolat (il se présente alors en pastilles, en brisures ou en carrés), le cacao est un aliment réconfort qu'on peut relever encore davantage en lui ajoutant du piment de la Jamaïque ou du clou de girofle, par exemple. Il contient certains éléments nutritifs très intéressants, mais aussi beaucoup de glucides. Dans son cas, il vaut toujours mieux viser la qualité que la quantité. Un chocolat de mauvaise qualité aura en effet beaucoup de mauvais gras (huile de palme, huiles hydrogénées…) et trop de sucre. Un bon chocolat sera aussi très riche mais, au moins, on ne s'empoisonnera pas en le mangeant !

Aliment	Quantité (g)	Calories	Protéines (g)	Glucides (g)	Fibres alimentaires (g)	Lipides (g)
Cacao en poudre	25 (75 ml)	60	5	15	8	5
Chocolat non sucré	50	262	6	14	8	28
Chocolat mi-sucré	50	239	2	31	3	15

• •

CONCLUSION

45 trucs pour s'en sortir

Il existe une multitude de façons de s'attaquer aux sucres. La pire serait de les éliminer totalement. D'une part, cela nous priverait d'une importante source d'énergie. D'autre part, une telle privation ne s'endurerait pas longtemps et nous serions facilement portés à nous empiffrer par la suite, éliminant ainsi tous les bienfaits d'une réduction de la quantité de calories ingérées.

Voici 45 trucs faciles qui vous rappelleront que mieux manger et faire de l'exercice est le seul moyen efficace d'être en santé et de perdre un peu de poids.

1 Si vous savez que votre consommation de sucre raffiné est élevée ou si vous avez des kilos en trop, soyez vigilant et lisez bien les étiquettes des produits que vous achetez pour y déceler la présence de sucres et de gras ajoutés.

2 Privilégiez une alimentation riche en légumes, en fruits et en céréales entières, car ces aliments procurent une énergie stable et constante.

3 Réduisez vos portions et mangez plus lentement. On n'a pas besoin de se payer un buffet chaque jour!

4 Chez nous, chaque personne boit en moyenne 147 litres de boissons gazeuses par année. Coupez de ce côté en buvant de temps en temps de l'eau, de préférence même aux jus. Non seulement les boissons gazeuses apportent des calories, mais elles concourent à acidifier l'estomac et à causer des brûlures gastriques.

5 Cuisinez vous-même! Le sel, le sucre et le gras contenus dans les aliments préparés n'ont pour but que de conserver le goût des aliments sur une plus longue période et d'obtenir la meilleure texture possible.

6 Achetez des fruits frais.

7 Goûtez à la vraie saveur du café en réduisant la quantité de sucre que vous y mettez ou en ne le sucrant plus, tout simplement.

8 Préférez le chocolat noir au chocolat au lait et aux friandises chocolatées.

9 Faites-vous un chocolat chaud avec de la poudre de cacao à laquelle vous ajouterez un peu de sucre. Ce sera toujours moins sucré que les préparations commerciales.

10 Dans vos recettes de desserts, réduisez toujours la quantité de sucre (sucre glace, cassonade…) indiquée. Vous pouvez en enlever facilement le quart sans changer le goût.

11 Servez de la crème glacée avec des fruits frais. Les fibres des fruits ralentiront le processus d'assimilation des glucides, ce qui aidera votre organisme à gérer cette quantité soudaine de sucre.

12 En été, servez des fruits juteux, comme des melons ou des fraises, à la place des jus. La présence de fibres alimentaires est toujours préférable pour aider l'organisme à assimiler les glucides.

13 Préparez vous-même des friandises glacées plutôt que d'en acheter.

14 Évitez de manger des beignes : faits de farine blanche, de gras trans et de sucre, ils constituent un cocktail des plus nocifs pour l'organisme.

15 Faites attention aux vinaigrettes commerciales et à celles qu'on sert dans les restaurants : elles contiennent souvent beaucoup de sucre et de gras. Au restaurant, demandez qu'on vous serve la vinaigrette dans un contenant à part. Vous pourrez ainsi mieux la doser.

16 Évitez les hamburgers contenant des sauces : c'est là que se retrouvent principalement les sucres des mets préparés dans les fast-food.

17 Limitez votre consommation de mayonnais

18 Faites votre mayonnaise maison avec de l'huile de bonne qualité, un jaune d'œuf, de la moutarde de Dijon, un peu de sel et de poivre et une cuillerée de vinaigre de votre choix : vous serez sûr qu'aucun sucre n'y a été ajouté.

19 Faites votre épicerie au marché et non dans les grandes surfaces, où on trouve des rangées entières de friandises et d'aliments sucrés.

20 Pour déjeuner, essayez les flocons de céréales (blé, gruau…) dans leur forme la plus pure possible. Les céréales à déjeuner contiennent énormément de sucre et sont, règle générale, une très mauvaise façon de commencer la journée : elles vous laisseront sur votre faim dans des délais assez brefs.

21 Retirez de votre alimentation toute boisson fruitée obtenue en mélangeant des cristaux et de l'eau : les cristaux à saveur de fruits ne vous apportent rien de bon, un point, c'est tout.

22 Faites attention aux barres énergétiques : si elles contiennent effectivement des ingrédients qui vous combleront pendant un certain temps, elles sont souvent trop riches en gras et en sucre pour constituer une collation saine.

23 Les substituts de repas en barre ou en poudre ne renferment pas les éléments nutritifs dont votre corps a besoin. À tout le moins, vous devriez toujours les accompagner de fruits et de légumes frais.

24 Retenez que du sucre, ça reste du sucre ! Qu'on l'appelle fructose, glucose, mélasse, miel ou autre, le sucre gagne à être utilisé avec parcimonie.

25 Il y a du sucre ajouté dans les pommes de terre frites ! Ce cocktail de gras et de glucides est très mauvais pour la santé, d'autant plus qu'on le mange souvent avec beaucoup de sel, de ketchup (une autre mine de sucre) et de mayonnaise.

26 Les poissons, viandes et fruits de mer ne contiennent pas de glucides à l'état naturel. Ce n'est qu'une fois transformés qu'ils en reçoivent, soit par la panure utilisée, soit par l'ajout de sucre visant à leur donner meilleur goût.

27 Les produits préparés sont à surveiller : ils renferment souvent beaucoup de sucre; c'est encore plus vrai lorsqu'on dit qu'ils sont « légers », car on remplace le gras par du sucre, ce qui n'est pas mieux pour la santé.

28 Les charcuteries sont des dérivés de viande, mais leur contenu en produits laitiers et en sucres ajoutés fait en sorte qu'ils cachent des glucides.

29 Si vous désirez prendre une collation en fin de soirée, les fruits sont à privilégier.

30. Les glucides sont nécessaires pour que l'organisme, notamment le cerveau, fonctionne. On ne doit donc pas chercher à les éliminer complètement mais plutôt à ne pas exagérer sa consommation d'aliments vides ou trop sucrés.

31 Tous les riz contiennent à peu près la même quantité de glucides. Seul le riz instantané est dépourvu des éléments qui font habituellement de cette céréale un aliment équilibré question valeur nutritive, vitamines et minéraux. Privilégiez donc le riz blanc à grains longs ou, mieux encore, le riz brun.

32 Les jus de fruits contiennent peu de fibres et beaucoup de sucre. Ils sont bons pour la santé, en autant qu'on les consomme avec modération.

33 Si vous avez soif, l'eau demeure la meilleure boisson désaltérante.

34 Les huiles sont faites à 100 % de lipides. Elles ne contiennent donc pas de glucides.

35 Comme elles sont à base d'huile, les margarines contiennent très peu de glucides. On y retrouve tout au plus quelques traces de sucres, surtout présentes pour assurer un meilleur goût au produit.

36 La mélasse contient plus d'éléments nutritifs que le sucre blanc, très raffiné. Utilisez-la toutefois avec parcimonie puisqu'elle demeure très riche en calories.

37 Si vous ne pouvez acheter des fruits frais, préférez les fruits en conserve servis dans leur jus plutôt que les fruits conservés dans un sirop, celui-ci étant beaucoup plus sucré.

38 Les fromages commerciaux à tartiner (à ne pas confondre avec les fromages à la crème) sont à consommer avec modération, car ils contiennent beaucoup de gras et de sucres. Les versions dites légères contiennent moins de gras, mais un peu plus de sucres!

39 Les fromages préparés en tranches ressemblent aux fromages à tartiner. On en consommera donc aussi avec modération.

40 Les « vrais » fromages (cheddar, édam, etc.) contiennent plus de gras que les fromages préparés industriellement, mais ils renferment aussi plus de protéines et d'éléments nutritifs. Pour ce qui est des glucides, 50 g de cheddar contient cinq fois moins de glucides qu'une préparation à tartiner faite à base de cheddar!

41 Les œufs ne contiennent que quelques traces de glucides. Ce sont les préparations d'œufs commerciales qui en renferment à cause des produits ajoutés. Par exemple, une omelette contiendra des glucides parce qu'on ajoute aux œufs du lait, du fromage, des viandes ou même des pommes de terre.

42 Le tofu est un aliment merveilleux. Il renferme de 2 à 4 g de glucides par portion de 100 g, très peu de lipides (de 5 à 8 g pour la même portion) et une bonne quantité de protéines (de 8 à 16 g).

43 Les bonbons (réglisses, bonbons durs, caramels, jujubes, etc.) contiennent de 90 à 100 % de sucres. Il est donc préférable d'en limiter la consommation.

44 Retenez que les protéines et les lipides ralentissent la vitesse d'absorption des glucides. C'est ce qui explique que la crème glacée ait un index glycémique plus bas que l'alcool!

45 Visez l'équilibre : mangez de tout en petites quantités. Vous serez alors certain de consommer tous les éléments nutritifs essentiels à une bonne santé. Vous pourrez même vous permettre de petits écarts occasionnellement!

. . . .

NOTES

Demandez notre catalogue
ET, EN PLUS,
recevez un
LIVRE CADEAU
*et de la documentation
sur nos nouveautés**

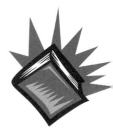

▶ **Des frais de poste de 5\$** sont applicables.
Faites votre chèque ou mandat-poste à l'ordre de :
LIVRES À DOMICILE 2000

Remplissez et postez ce coupon à :
Livres à domicile 2000
C.P. 325, succursale Rosemont, Montréal, (Québec),
CANADA H1X 3B8

**LES PHOTOCOPIES ET LES FAC-SIMILÉS
NE SONT PAS ACCEPTÉS.
COUPONS ORIGINAUX SEULEMENT.**

Allouez de 3 à 6 semaines pour la livraison.

* En plus du catalogue, je recevrai un livre au choix exclusif du département de l'expédition. / Offre valable pour les résidents du Canada et des États-Unis seulement. / Un cadeau par achat de livre et par adresse postale. / Cette offre ne peut être jumelée à aucune autre promotion.

Votre nom : _____

Adresse : _____

_____

Ville : _____

Province / État : _____

Pays : _____

Code postal : _____ Âge : _____

Les Glucides (# 517)